BEI GRIN MACHT SICH IHR WISSEN BEZAHLT

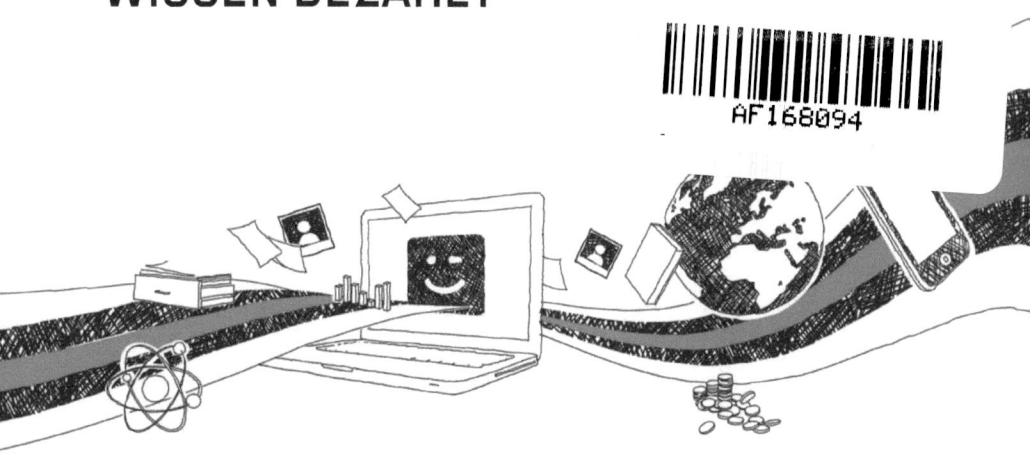

AF168094

- Wir veröffentlichen Ihre Hausarbeit,
  Bachelor- und Masterarbeit

- Ihr eigenes eBook und Buch -
  weltweit in allen wichtigen Shops

- Verdienen Sie an jedem Verkauf

Jetzt bei www.GRIN.com hochladen und kostenlos publizieren

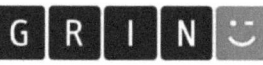

Ungerechtigkeit der generalistischen Pflegeausbildung im Bereich der Kinderkrankenpflege in ländlichen Regionen. Verdeutlicht am Kreis Heinsberg

Sebastian Knaak

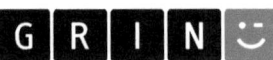

Bibliografische Information der Deutschen Nationalbibliothek:

Die Deutsche Nationalbibliothek verzeichnet diese Publikation in der Deutschen Nationalbibliografie; detaillierte bibliografische Daten sind im Internet über http://dnb.d-nb.de abrufbar.

ISBN: 9783346649034
Dieses Buch ist auch als E-Book erhältlich.

© GRIN Publishing GmbH
Nymphenburger Straße 86
80636 München

Alle Rechte vorbehalten

Druck und Bindung: Books on Demand GmbH, Norderstedt Germany
Gedruckt auf säurefreiem Papier aus verantwortungsvollen Quellen

Das vorliegende Werk wurde sorgfältig erarbeitet. Dennoch übernehmen Autoren und Verlag für die Richtigkeit von Angaben, Hinweisen, Links und Ratschlägen sowie eventuelle Druckfehler keine Haftung.

Das Buch bei GRIN: https://www.grin.com/document/1215821

IU – Internationale Hochschule

Seminararbeit

im Masterstudiengang Gesundheits- und Pflegepädagogik

Seminar: Rahmenbedingungen in der Gesundheits- und Pflegepädagogik

Ungerechtigkeit der generalistischen Pflegeausbildung im Bereich der Kinderkrankenpflege in ländlichen Regionen

Verdeutlicht am Kreis Heinsberg

Autor:　　　　Sebastian Knaak

Ort:　　　　　　Erkelenz
Abgabetermin:　04.03.2022

I Inhaltsverzeichnis

II Abkürzungsverzeichnis

APM..Akademie für Pflegeberufe und Management

APZ..Ambulantes Pflege - Zentrum

BMFSFJ...........................Bundesministerium für Familie, Senioren, Frauen und Jugend

PflBG & PflAPrV............ Pflegeberufegesetz & Pflegeberufeausbildungs- und Prüfungsverordnung

PflBRefG...Pflegeberufereformgesetz

1. Einleitung

Zum 01. Januar 2020 hat das Pflegeberufereformgesetz (PflBRefG) die bis dahin geltenden Altenpflege- und Krankenpflegegesetze abgelöst (Bundesministerium für Familie, Senioren, Frauen und Jugend (BMFSFJ), 2020). Gründe für diese Zusammenführung der verschiedenen Ausbildungsformen sind unter anderem, die Emanzipation des Pflegeberufes im Gefüge der Gesundheitsberufe. Somit ist die Pflege nicht länger als Assistenzberuf zu betrachten. Weiter sind die Träger nun dazu verpflichtet einen angemessenen Betrag als Ausbildungsvergütung zu zahlen. Auch wird eine an die Lebensphasen ausgerichtetes Ausbildungssystem als überholt angesehen, da sich das pflegerische und gesundheitliche Versorgungssystem stark verändert hat. (Diakonie Berlin-Brandenburg-schlesische Oberlausitz, 2016).

Neben den drei oben genannten Gründen für eine generalistische Pflegeausbildung lassen sich noch viele weitere finden. Dies soll jedoch nicht das Hauptaugenmerk dieser Seminararbeit sein. Was jedoch bereits in den ersten Zeilen der Einleitung auffällt, es wird lediglich von einem Altenpflegegesetz und einem Krankenpflegegesetz gesprochen. Wer sich etwas genauer mit dem Berufsfeld der Pflege und generalistischen Pflegeausbildung befasst, dem sollte sofort auffallen das noch kein Wort über die Kinderkrankenpflege gefallen ist. Obwohl die Kinderkrankenpflege auch ein Bestandteil des PflBRefG darstellt. Das Fehlen der expliziten Nennung der Kinderkrankenpflege ist ein recht gelungener Einstieg in das Thema dieser Arbeit. Im folgenden Teil soll es um die Ungleichheit der generalistischen Pflegeausbildung, im Bezug auf die pädiatrischen Anteile gehen. Ein Besonderer Schwerpunkt soll hierbei auf Auszubildende in ländlichen Regionen gelegt werden. Ich selbst arbeite im Bereich der generalistischen Pflegeausbildung, an einem ehemaligen Altenpflegeseminar in Heinsberg. Seit 2020 werden die Schüler an unserer Schule nach dem PflBRefG ausgebildet.

1.1. Die Hypothese

An der Akademie für Pflegeberufe und Management (APM) in Heinsberg, im gleichnamigen Landkreis Heinsberg, werden alle Auszubildenden seit dem Jahre 2020 nach dem neuen PflBRefG ausgebildet. Die ersten Kurse haben bereits alle Pflichteinsätze in den verschiedenen pflegerischen Versorgungsbereichen absolviert. Andere Kurse sind dabei die verschiedenen Bereiche noch zu durchlaufen. Da ich als angestellter Pflegepädagoge (B.A.), mit Kursleiterfunktion auch an der Planung der verschiedenen Einsätze beteiligt bin, habe ich Einblick in die jeweiligen Einsatzorte, an denen die verschiedenen Versorgungsbereiche durchlaufen werden können. Bereits früh lies sich dort eine besondere Herausforderung identifizieren. Die verpflichtenden Einsätze in pädiatrischen Abteilungen lassen sich nur schwer planen, da das Angebot an pädiatrischen Kliniken oder Kliniken mit pädiatrischen Abteilungen im Umkreis sehr gering ist. Jeder Auszubildende jedoch verpflichtet ist einen Einsatz in einem pädiatrischen Bereich zu absolvieren, mussten Alternativen gefunden werden. Diese Alternativen sind Einsätze in Kindertagesstätten. Was mich zu meiner Hypothese führt:

> *„Das absolvieren der Ausbildung zur Pflegefachfrau bzw. zum Pflegefachmann im ländlichen Raum, hat für einen Großteil der Auszubildenden den Nachteil, dass ein späteres Tätigkeitsfeld im Bereich der Kinderkrankenpflege eher unwahrscheinlich sein wird."*

1.2. Das Vorgehen

Vorab sei gesagt, dass die Argumentationen in dieser Seminararbeit nicht repräsentativ sein werden. Um zu einem repräsentativen Ergebnis zu gelangen, müsste natürlich von mehr Daten als nur einer Schule ausgegangen werden. Auch wäre es nötig Vergleiche zwischen ländlicheren Regionen und Ballungszentren zu ziehen. Dies würde jedoch den Rahmen dieser Arbeit deutlich sprengen, ein Weiterführen der hier begonnen Überlegungen im Rahmen einer Abschlussarbeit wäre überlegenswert.

Um meiner zuvor aufgestellten These halt zu verleihen, werde ich damit beginnen den Kreis Heinsberg kurz vorzustellen. Dazu gehört auch eine Auflistung aller Pflegeschulen im Landkreis und aller möglichen Einsatzorte für einen pädiatrischen Einsatz im Klinikbereich. Weiter soll anhand der gesetzlichen Vorgaben dargestellt werden, wieviel Stunden der Gesamtausbildungsdauer auf die jeweiligen Einsatzgebiete fallen. Dabei ergeben sich mehrere Konstellationen, welche teilweise schon bei der Wahl des Ausbildungsträgers festgelegt werden. Abschließend werde ich die Zahlen der APM Heinsberg, in Bezug auf Ort des abgeleisteten bzw. geplanten pädiatrischen Einsatzes präsentieren, um so zu einem Fazit überleiten zu können, in welchem letztendlich die Ausgangshypothese in ihrer Tragkraft untermauert, jedoch nicht endgültig bestätigt werden soll.

2. Der Kreis Heinsberg

„Herzlich Willkommen im westlichsten Kreis Deutschlands" (Kreis Heinsberg, 2020 A).

Mit Diesem kurzen und prägnanten Satz stellt sich der Kreis Heinsberg auf seiner Internetpräsenz selbst vor. Auf einer Fläche von ca. 630 Quadratkilometern hat der Kreis Heinsberg eine Einwohnerzahl von 256.075 Menschen (Kreis Heinsberg, 2020 A). Daraus ergibt sich eine Bevölkerungsdichte von 402,1 Einwohner je Quadratkilometer (Kreis Heinsberg, 2020 B). Die drei größten Städte im Kreis sind Erkelenz mit 43.197 Einwohnern, Heinsberg mit 42.297 Einwohnern und Hückelhoven mit 40.361 Einwohnern. Alle weiteren Städte haben eine Einwohnerzahl von weniger als 30.000 (Kreis Heinsberg, 2020 C). Damit zählt der Kreis Heinsberg zu einer eher ländlicheren Region. Zum Vergleich gebe ich kurz ein paar Werte des Rhein-Neckar-Kreises an. Im Rhein-Neckar-Kreis leben auf einer Fläche von ca. 1060 Quadratkilometern 548.233 Menschen, was eine Bevölkerungsdichte von 516,5 Einwohnern pro Quadratkilometer ergibt. Die drei größten Städte im Rhein-Neckar-Kreis sind Weinheim mit 45.335 Einwohnern, Sinsheim mit 35.433 Einwohnern und Leimen mit 26.862 Einwohnern (Citypopulation, 2021). Obwohl der Rhein-Neckar-Kreis keine deutlich größere Stadt als der Kreis Heinsberg vorzuweisen hat, ist die Bevölkerungsdichte dort doch um einiges höher. Zusätzlich liegt der Rhein-Neckar-Kreis um die Kreisfreie Stadt Heidelberg. Dadurch ergibt sich dort ein ganz anderes Bild, weshalb ich den Rhein-Neckar-Kreis nicht als ländliche Region bezeichnen würde. Besonders da die Kreisfreie Stadt Heidelberg eine sehr große Uniklinik besitzt, welche auch mehrere Abteilungen mit pädiatrischem Schwerpunkt betreibt, wie z.B. Klinik für Kinderkardiologie und Angeborene Herzfehler oder Klinik für pädiatrische Onkologie, Hämatologie und Immunologie, Pneumologie (Klinikum Uni Heidelberg, 2022).

2.1. Pflegeschulen im Kreis Heinsberg und Umgebung

Bei der Recherche nach Pflegeschulen im Kreis Heinsberg und Umgebung habe ich mich auf einen Radius von 25 km um die Stadt Heinsberg beschränkt, da dieser Radius ein gutes Abbild der Angebote an Pflegeschulen für die ländliche Region im Kreis Heinsberg darstellt. In Summe habe ich bei meinen Recherchen zehn Pflegeschulen von neun verschiedenen Trägern gefunden, welche meinem Kriterium des 25 km Radius entsprachen (BMFSFJ, n.d.). Nachfolgend sollen diese zehn Pflegeschulen, bzw. neun Träger, kurz vorgestellt werden.

Die Akademie für Gesundheitsberufe – kbs

Die kbs Akademie für Gesundheitsberufe am St. Kamillus in Mönchengladbach bietet verschiedene Ausbildungsgänge im Gesundheitswesen an, z.B. die Pflegefachassistenz, Physiotherapie oder eben auch die Ausbildung zur Pflegefachfrau bzw. zum Pflegefachmann. Es ist möglich die generalistische Pflegeausbildung jeweils zum ersten Tag der Monate März, Mai, Juli, September oder November zu beginnen (KBS-MG, n.d.).

Schulzentrum für Gesundheitsberufe am Niederrhein GmbH

Das Schulzentrum für Gesundheitsberufe am Niederrhein GmbH befindet sich in Mönchengladbach (SNG-MG, n.d. A). Mögliche Ausbildungsstarts sind hier der 01.04. oder 01.10. eines Jeden Jahres. Eine Besonderheit dieser Schule ist, dass die Spezialisierung Pflegefachfrau/Pflegefachmann mit Vertiefung Pädiatrie angeboten wird (SNG-MG, n.d. B).

Pflegeschule VfA e.V.

Die Pflegeschule VfA e.V. hat neben den Standorten in Bonn, Euskirchen und Köln auch einen Standort in Viersen (Pflegeschule VfA, n.d. A), welcher in den 25 km Radius um Heinsberg fällt. Der Start einer generalistischen Pflegeausbildung am Standort Viersen ist zum 11.04. oder zum 12.09. des Jahres 2022 möglich (Pflegeschule VfA, n.d. B).

Akademie für Gesundheits- und Pflegeberufe Viersen

An der Akademie für Gesundheits- und Pflegeberufe Viersen kann die Ausbildung zur Pflegefachfrau bzw. zum Pflegefachmann jeweils zum ersten der Monate März, September oder November begonnen werden (AGP-Viersen, n.d.).

Institut für Pflege und Soziales gGmbH

Das für Pflege und Soziales hat vier Standorte. Aachen und Bergheim sind regional nicht in den 25 km Radius einzusortieren. Die beiden Standorte Heinsberg und Hückelhoven fallen in den definierten Bereich (Das ips, n.d.). Leider sind auf der Internetpräsenz des Instituts für Pflege und Soziales gGmbH keine Angaben zu Kursstarts zu finden.

maxQ. Pflegeschule Hückelhoven

Die Pflegeschule maxQ. In Hückelhoven hat ein Einzugsgebiet von Mönchengladbach bis Aachen bzw. bis in den Selfkant. Es ist möglich die Ausbildung zum Pflegefachmann bzw.

zur Pflegefachfrau jeweils zum ersten der Monate Mai, August oder November zu beginnen (MaxQ, n.d.).

TÜV NORD Bildung gGmbH – Pflegeschule Wegberg

Die TÜV NORD Bildung gGmbH betreibt mehrere Schulen verteilt auf einige Bundesländer. In den Radius von 25 km um die Stadt Heinsberg fällt die Pflegeschule in Wegberg. Dort kann die generalistische Pflegeausbildung jeweils zum ersten des Monats Mai oder Oktober aufgenommen werden (TÜV-NORD, n.d.).

Akademie für Pflegeberufe und Management Heinsberg

An der APM Heinsberg bin ich selbst als Pflegepädagoge (B.A.) in Vollzeit, seit dem 01.07.2021 angestellt. Neben Standorten in Baden-Württemberg, Bremen, Hamburg, Hessen und Niedersachsen (APM-Deutschland, n.d. A) betreibt die APM auch mehrere Standorte in Nordrhein-Westfalen (APM-Deutschland, n.d. B), wovon jedoch nur der Standort in Heinsberg selbst, in den von mir gewählten 25 km Radius fällt. Ein Ausbildungsbeginn am Standort Heinsberg ist zum ersten der Monate Mai, September und November möglich.

Krankenpflege-Schulen Erkelenz

Die Krankenpflegeschule Erkelenz ist Bestandteil der Herman-Josef-Stiftung Erkelenz und hat ihren Sitz in Geilenkirchen. Sie bietet 75 Ausbildungsplätze. Ein Ausbildungsstart ist jedes Jahr zum ersten September möglich. (HJK-Erkelenz, 2022 A)

2.2. Mögliche Einsatzorte für den pädiatrischen Pflichteinsatz

Nachfolgend möchte ich kurz alle Kliniken vorstellen, welche mit der APM Heinsberg kooperieren. An den meisten finden sich auch pädiatrische Abteilungen, so dass Auszubildende dort ihren Pflichteinsatz in diesem Aufgabenfeld absolvieren können. Da die Plätze in diesen Abteilungen jedoch begrenzt sind, können nicht alle Schüler dort ihre Einsätze absolvieren. Schüler die den Pflichteinsatz Pädiatrie nicht in solch einer Klinik ableisten können, weichen dafür auf integrative Kindergärten aus. Eine Vorstellung dieser Träger wird nicht erfolgen, da der Hauptaspekt dieser Arbeit sich nicht darauf bezieht.

Krankenhaus Heinsberg

Das städtische Krankenhaus Heinsberg, welches ein akademisches Lehrkrankenhaus der RWTH Aachen ist, verfügt über eine Entbindungsstation (Wöchnerinnenstation) und einen

Kreissaal (Krankenhaus Heinsberg, n.d.), wodurch es den Auszubildenden dort möglich ist einen pädiatrischen Einsatz im Klinikbereich abzuleisten.

Hermann-Josef-Krankenhaus Erkelenz

Wie schon das Krankenhaus Heinsberg, ist auch das Hermann-Josef-Krankenhaus Erkelenz ein akademisches Lehrkrankenhaus der RWTH Aachen und besitzt ebenfalls eine Wöchnerinnenstation und einen Kreissaal (HJK-Erkelenz, 2022 B). Erwähnenswert sei noch, dass sowohl das Hermann-Josef-Krankenhaus als auch die Krankenpflegeschule Erkelenz unter gemeinsamer Trägerschaft der Hermann-Josef-Stiftung stehen (HJK-Erkelenz, 2022 C).

Elisabeth-Krankenhaus Rheydt

Als Teil der städtischen Kliniken Mönchengladbach ist das Elisabeth-Krankenhaus in Rheydt ein Zentrum für Kinder- & Jugendmedizin. Dies zeigt sich auch in den verschiedenen vorhandenen Abteilungen, wie etwa zwei Wöchnerinnenstationen, einem Kreissaal, einer Kinderintensivstation, zwei Stationen spezialisiert auf Kleinkinder sowie zwei spezialisierte Stationen für Schulkinder und einer Ambulanz (SK-MG, n.d.).

Uniklinikum Aachen

Das Uniklinikum Aachen besitzt eine Abteilung der Kinder- und Jugendmedizin, mit folgenden Schwerpunkten: Kinder- und Jugendmedizin, Psychiatrie, Psychosomatik und Psychotherapie des Kindes- und Jugendalters, Kinderkardiologie, Phoniatrie, Pädaudiologie und Kommunikationsstörungen, Kinderherzchirurgie und Chirurgie angeborener Herzfehler (UKAachen, n.d.).

AKH Viersen

Im AKH Viersen befinden sich zwei Kinderstationen, eine Kinderintensivstation, eine Ambulanz, eine Wöchnerinnenstation und ein Kreissaal (AKH Viersen, 2022). Räumlich direkt hinter dem AKH und auch in direkter Kooperation mit eben diesem, befindet sich das Kinderhaus-Viersen, welches schwerpunktmäßig der Betreuung von beatmeten Kindern in einer Art Wohngruppe dient (Kinderhaus Viersen, 2022).

3. Die gesetzlichen Rahmenbedingungen des praktischen Ausbildungsteils

Nachfolgend soll ein Überblick über die gesetzlichen Vorgaben, bezüglich der vorgeschriebenen Pflichteinsätze und Wahlmöglichkeiten, in den verschiedenen Einsatzbereichen des Berufsfeldes Pflege gegeben werden. Hierbei beziehe ich mich auf die aktuelle Version des Pflegeberufegesetz & Pflegeberufeausbildungs- und Prüfungsverordnung (PflBG & PflAPrV) mit Stand vom 22.01.2022.

Grundsätzlich lässt sich die praktische Ausbildung zur Pflegefachfrau bzw. zum Pflegefachmann in sechs praktische Einsätze unterteilen. Einige davon sind für alle Auszubildenden identisch, andere hingegen unterscheiden sich je nach gewähltem Ausbildungsträger oder auch den Interessen des Auszubildenden (PflBG & PflAPrV, 2022, S. 86 - 87).

3.1. Der Orientierungseinsatz

Den ersten praktischen Einsatz, auch Orientierungseinsatz absolvieren alle Auszubildenden beim Träger der praktischen Ausbildung (PflBG & PflAPrV, 2022, S. 86), also in der Einrichtung, in der die Auszubildenden angestellt sind. Dieser Einsatz wird mit 400 zu absolvierenden Stunden vorgegeben (PflBG & PflAPrV, 2022, S. 86).

3.2. Pflichteinsätze in den drei allgemeinen Versorgungsbereichen

Nachdem die Auszubildenden den Orientierungseinsatz absolviert haben, müssen sie jeweils 400 Stunden in den Bereichen der stationären Akutpflege (Krankenhaus), stationären Langzeitpflege (Alten- oder Pflegeheim) und ambulanten Akut- bzw. Langzeitpflege durchlaufen (PflBG & PflAPrV, 2022, S. 86). Je nach gewähltem Ausbildungsträger haben die Pflegeschüler nach den Pflichteinsätzen in einem Bereich bereits 800 Stunden praktische Erfahrung und in den beiden anderen Bereichen je 400 Stunden.

3.3. Pflichteinsatz in der pädiatrischen Versorgung

Der Pflichteinsatz im Bereich der pädiatrischen Versorgung wird lediglich mit 120 Stunden vorgeschrieben. Dazu ist es laut Gesetz möglich, zumindest bis 31.12.2024, den pädiatrischen Einsatz auf ein Minimum von 60 Stunden zu reduzieren. Die dadurch frei werdenden 60 Stunden sind dann auf den Orientierungseinsatz zu verschieben (PflBG & PflAPrV, 2022, S. 86 – 87). Hier wird bereits deutlich, dass nicht genügend Plätze für alle generalistischen Pflegeschüler vorhanden sind, um einen pädiatrischen Einsatz abzuleisten. Dadurch sah man sich gezwungen die Einsatzzeit auf 60 bis 120 Stunden, gegenüber den 400 Stunden in den restlichen Tätigkeitsfeldern, zu reduzieren.

Nachdem die Auszubildenden den Orientierungseinsatz und alle Pflichteinsätze in den allgemeinen Versorgungsbereichen plus den pädiatrischen Einsatz absolviert haben, wurden insgesamt 1720 Stunden praktische Erfahrung gesammelt. Zu diesem Zeitpunkt hat der Schüler zwei Ausbildungsjahre absolviert (PflBG & PflAPrV, 2022, S. 86).

3.4. Pflichteinsatz in der psychiatrischen Versorgung

Im letzten Ausbildungsdrittel hat der Schüler Einsätze um spezielle Versorgungsbereiche, wie die psychiatrische Versorgung, kennen zu lernen. Dieser Einsatz wird mit einer Stundenzahl von 120 Stunden vorgeschrieben. Mögliche Einsatzbereiche sind die Allgemein-, geronto-, kinder- oder jugendpsychiatrische Versorgung (PflBG & PflAPrV, 2022, S. 86).

Hat der Schüler von seinem Wahlrecht gebrauch gemacht und sich für den Abschluss der Altenpflege oder Gesundheits- und Kinderkrankenpflege entschieden, so sind alle Einsätze im dritten Ausbildungsdrittel in den speziellen Bereichen der Versorgung der jeweiligen Altersgruppe zu absolvieren (PflBG & PflAPrV, 2022, S. 29). Da der Schwerpunkt dieser Seminararbeit auf den Abschluss zur Pflegefachfrau bzw. zum Pflegefachmann und den dadurch resultierenden Möglichkeiten für spätere Tätigkeitsfelder gelegt ist, wird dieser spezielle Sonderfall jedoch nicht weiter betrachtet. Die Möglichkeit der Wahl des Abschlusses in der Altenpflege oder Gesundheits- und Kinderkrankenpflege ist laut Gesetz begrenzt bis 2025. Danach wird neu entschieden, ob diese Wahlmöglichkeit erhalten bleiben soll oder nicht (PflBG & PflAPrV, 2022, S. 29).

3.5. Vertiefungseinsatz im Bereich eines Pflichteinsatzes

Im Vertiefungseinsatz werden die Auszubildenden weitere 500 Stunden in einem Bereich der pflegerischen Versorgung aus den Pflichteinsätzen der drei allgemeinen Versorgungsbereichen, der pädiatrischen Versorgung oder der psychiatrischen Versorgung absolvieren (PflBG & PflAPrV, 2022, S. 87). Im Rahmen dieses Einsatzes wird auch die praktische Abschlussprüfung durch die Pflegeschule abgenommen. Die Erfahrung als Pflegepädagoge (B.A.) zeigt, dass dieser Vertiefungseinsatz in der Regel beim Träger der praktischen Ausbildung absolviert wird. Der Schüler entscheidet sich also bereits beim Ausbildungsantritt, wo der Vertiefungseinsatz abzuleisten ist. Möchte der Auszubildende seinen Vertiefungseinsatz doch in einem anderen Versorgungsbereich absolvieren, ist dies meist mit einem Wechsel des Ausbildungsträgers verbunden.

3.6. Weitere Stunden zur freien Verteilung

Im letzten Einsatz stehen dem Schüler weitere 160 Stunden zur Verfügung. Diese können auf Bereiche der Pflegeberatung, Rehabilitation oder Palliation, mit einem Anteil von maximal 80 Stunden verteilt werden. Die übrigen 80 Stunden stehen zur freien Verteilung im Versorgungsbereich des Vertiefungseinsatzes (PflBG & PflAPrV, 2022, S. 87).

Im letzten Ausbildungsdrittel absolviert der Schüler also eine Gesamtsumme von 780 praktischen Stunden. Zusammen mit den 1720 Stunden aus den ersten beiden Ausbildungsjahren ergeben sich also 2500 Stunden Praxiserfahrung in drei Ausbildungsjahren (PflBG & PflAPrV, 2022, S. 87). Wie bereits bei der Beschreibung der einzelnen Einsätze deutlich wird, können sich sehr unterschiedliche Konstellationen an Praxiseinsätzen für jeden einzelnen Schüler ergeben, auf welche im nachfolgenden Teil genauer eingegangen werden soll.

4. Mögliche Szenarien eines Ausbildungsverlaufes

Anhand der zuvor genannten Pflicht- und Wahleinsätze möchte ich nun kurz drei verschiedene Szenarien eines Ausbildungsverlaufes darstellen. Ziel ist es zu verdeutlichen wie gravierend der Unterschied, besonders im Bereich der abgeleisteten Stunden im pädiatrischen Bereich, von Fall zu Fall sein kann. Zur Veranschaulichung werde ich mich auf mögliche Einsatzorte im Kreis Heinsberg und Umgebung beziehen.

4.1. Szenario I: praktischer Träger ist ein ambulanter Pflegedienst

Ein Schüler entscheidet sich für das Ambulante Pflege - Zentrum (APZ) der Hermann-Josef-Stiftung-Erkelenz als Ausbildungsträger. Da das APZ der Hermann-Josef-Stiftung angehört (HJK-Erkelenz, 2022 D), können gleich mehrere Einsätze innerhalb der Stiftung absolviert werden.

Den Orientierungseinsatz absolviert der Schüler beim APZ, ebenfalls den Pflichteinsatz ambulante Akut- bzw. Langzeitpflege. Es ergeben sich also 800 Stunden Praxiseinsatz im ambulanten Bereich, in den ersten beiden Ausbildungsjahren. Die Einsätze der Akut- und Langzeitpflege kann der Schüler ebenfalls innerhalb der Hermann-Josefstiftung, im Hermann-Josef-Krankenhaus und dem Hermann-Josef-Altenheim (HJK-Erkelenz, 2022 E) absolvieren. Unter Punkt 2.2. habe ich, unter anderem das Hermann-Josef-Krankenhaus kurz vorgestellt. Da es dort eine Wöchnerinnenstation gibt, kann der Schüler seinen Pflichteinsatz Pädiatrie in einem Umfang von 120 Stunden dort absolvieren. Nach dem ersten und zweiten Ausbildungsjahr hat der Schüler nun 120 Stunden im Bereich der pädiatrischen Versorgung im Krankenhaus gearbeitet. Im dritten Ausbildungsjahr absolviert der Schüler seinen Vertiefungseinsatz, bedingt durch die Anstellung beim APZ, im ambulanten Dienst. Den Pflichteinsatz der psychiatrischen Versorgung durchläuft der Auszubildende im Bereich der Gerontopsychiatrie im Hermann-Josef-Altenheim. Die Stunden zur freien Verfügung können, dank der Zugehörigkeit des APZ zum einen im Hospiz der Hermann-Josef-Stiftung (HJK-Erkelenz, 2022 F) im Umfang von 80 Stunden absolviert werden. Als Letztes bleiben dem Schüler 80 Stunden zur freien Verfügung, welche eigentlich beim APZ zu absolvieren wären. Da der Schüler aber großes Interesse am pädiatrischen Bereich äußert, kann er nochmals auf die Wöchnerinnenstation des Hermann-Josef-Krankenhaus und dort weitere zwei Wochen Praxiseinsatz ableisten.

Schüler I hat also in Summe 200 Stunden Praxiserfahrung im Bereich der pädiatrischen Pflege, im Klinikbereich sammeln können. Durch seine Anstellung beim APZ und dem dadurch erfolgten Vertiefungseinsatz im Bereich der ambulanten Pflege, absolvierte der

Schüler 1300 Stunden im ambulanten Versorgungsbereich. Laut PflBG & PflAPrV wird daher die ambulante Langzeitpflege als Vertiefungsbereich auch auf der Urkunde zur Führung der Berufsbezeichnung Pflegefachmann bzw. Pflegefachfrau ausgewiesen (PflBG & PflAPrV, 2022, S. 90).

4.2. Szenario II: praktischer Träger ist ein Pflegeheim

In diesem Szenario haben wir einen Auszubildenden der sich für die Franziskusheim gGmbH in Geilenkirchen als Ausbildungsträger entschieden hat. Die Franziskusheim gGmbH hat mehrere Einrichtungen zu bieten (Franziskusheim GK, 2022). Als praktischen Träger, und somit auch Ort des abzuleistenden Orientierungseinsatzes, entscheidet sich der Schüler für die Burg Trips. Dadurch legt der Schüler auch gleich fest, dass sein Vertiefungseinsatz dort stattfinden wird. Er wird also auf seiner Urkunde zur Führung der Berufsbezeichnung den Vermerk stationäre Langzeitpflege stehen haben (PflBG & PflAPrV, 2022, S. 90). Die verpflichtenden Einsätze im Bereich der akutpflege absolviert der Schüler, aufgrund der örtlichen Nähe, im Krankenhaus Geilenkirchen. Das Krankenhaus Geilenkirchen verfügt jedoch nicht über pädiatrische Versorgungsbereiche (Krankenhaus Geilenkirchen, 2022), daher wird der verpflichtende pädiatrische Einsatz, mit dem Mindeststundenumfang von 60 Stunden, im Integrativen Kindergarten Triangel Geilenkirchen (Triangel Geilenkirchen, n.d.) abgeleistet. Sämtliche noch fehlende Einsätze, wie psychiatrische Versorgungsbereiche oder freie Verfügungsstunden, absolviert der Schüler wieder in Einrichtungen unter der Trägerschaft der Franziskusheim gGmbH.

Schüler II hat am Ende seiner Ausbildung also 60 Stunden Pädiatrie Einsatz in einem integrativen Kindergarten absolviert.

4.3. Szenario III: praktischer Träger ist eine Kinderklinik

Im dritten Szenario haben wir einen Schüler der bereit ist täglich einen längeren Arbeitsweg auf sich zu nehmen, da er am unter punkt 2.2.3. vorgestellten Elisabeth-Krankenhaus Rheydt seine Ausbildung absolvieren möchte. Durch den Schwerpunkt der Kinder und Jugendmedizin, des Krankenhaus Rheydt (SK-MG, n.d.), hat der Schüler bereits nach den ersten beiden Jahren der Ausbildung 520 Stunden im pädiatrischen Bereich abgeleistet. 400 Stunden durch den Orientierungseinsatz und weitere 120 Stunden Pflichteinsatz in der pädiatrischen Versorgung. Die Einsätze in der stationären Akut- und Langzeitpflege wurden in der Hermann-Josef-Stiftung Erkelenz abgeleistet. Die Einsätze im dritten Ausbildungsjahr erfolgen zu großen Teilen wieder im Bereich der Pädiatrie, denn der Vertiefungseinsatz findet wieder beim Ausbildungsträger, also dem Elisabeth-Krankenhaus Rheydt, im Umfang von 500 Stunden statt. Ebenfalls absolviert der Auszubildende, die Stunden zur freien Verfügung, im vollen Umfang im Heimatbetrieb.

Schüler III hat also am Ende seiner Ausbildung 1180 Stunden praktische Ausbildung im Bereich der pädiatrischen Klinikversorgung absolviert. Zusätzlich wird auf der Urkunde zur Führung der Berufsbezeichnung der Vermerk des erfolgten Vertiefungseinsatzes im Bereich der Pädiatrie (PflBG & PflAPrV, 2022, S. 90) zu finden sein.

4.4. Darstellung der Unterschiedlichen Szenarien

Nachfolgend die Ergebnisse der drei unterschiedlichen Szenarien, in Form einer Tabelle zusammengefasst. Hierbei habe ich mich auf die interessanten Fakten, in Bezug auf die Ausgangshypothese, beschränkt.

	Szenario I	Szenario II	Szenario III
Geleistete Stunden im Bereich Pädiatrie	200 Stunden (in einer Klinik)	60 Stunden (in einer integrativen KiTa)	1180 Stunden (in einer Klinik)
Vermerkter Vertiefungseinsatz	Ambulante Langzeitpflege	Stationäre Langzeitpflege	Pädiatrische Versorgung

Angemerkt sei, alle Schüler dürfen die Berufsbezeichnung Pflegefachmann bzw. Pflegefachfrau führen. Lediglich der Vermerkte Vertiefungseinsatz lässt Rückschlüsse auf absolvierte Praxis zu.

5. Situation an der APM Heinsberg

Im folgenden Teil möchte ich auf die aktuelle Situation an der APM Heinsberg eingehen. Hierzu werde ich zum einen Zahlen nennen, welche verdeutlichen sollen wie begrenzt die Anzahl an möglichen Plätzen im Bereich der pädiatrischen Kliniken sind, zum anderen werde ich zwei Beurteilungsbögen erwähnen. Ein Beurteilungsbogen ist für generelle Einsätze der praktischen Ausbildung konzipiert, also auch für den Einsatz auf einer pädiatrischen Station. Ein zweiter Bogen wurde extra konzipiert, für den Einsatz in einer integrativen Kindertagesstätte.

5.1. Zahlen der APM Heinsberg

An der APM Heinsberg startete der erste generalistische Kurs am 01.05.2020. Unter Punkt 2.2 erwähnte ich bereits, dass an der APM in Heinsberg drei Kurse pro Kalenderjahr starten. Daher befinden sich momentan sechs laufende Kurse an unserer Schule. Drei Kurse haben das erste Lehrjahr bereits abgeschlossen. Weitere drei Kurse befinden sich im ersten Ausbildungsdrittel. Nach dem heutigen Stand ergibt das eine Anzahl von 126 generalistischen Pflegeschülern. Von diesen 126 Auszubildenden werden 72 ihren pädiatrischen Einsatz an einer Kindertagesstätte absolvieren müssen, bzw. haben ihn bereits absolviert. Anders ausgedrückt, über 57% der Auszubildenden an der Pflegeschule APM Heinsberg werden einen pädiatrischen Einsatz von maximal 80 Stunden in einer integrativen Kindertagesstätte absolvieren. Vor der Einführung der generalistischen Pflegeausbildung zur Pflegefachfrau bzw. zum Pflegefachmann, war die APM Heinsberg eine Fachschule für Altenpflege. Dadurch bedingt werden an unserem Standort nur Schüler ausgebildet, die bei einem Träger der ambulanten Langzeitpflege oder der stationären Langzeitpflege angestellt sind. Durch diese Tatsache ergibt sich für die restlichen 42% der Pflegeschüler ein Einsatz auf einer pädiatrischen Station im Umfang von maximal 80 Stunden.

Die aktuelle Gesetzeslage sieht vor, dass bis zum 31.12.2024 der Einsatz in der pädiatrischen Versorgung auf ein Minimum von 60 Stunden reduziert werden kann (PflBG & PflAPrV, 2022, S. 87). Die APM Heinsberg hat für alle Schüler den Einsatz im pädiatrischen Versorgungsbereich mit 80 Stunden geplant. Bei einer Ausbildung in Vollzeit entsprechen diese 80 Stunden einem Einsatz von zwei Wochen. Weiter hat der Schüler bei einem Krankheitsbedingten Ausfall von einem oder zwei Tagen trotzdem noch das erforderliche Minimum von 60 Stunden erreicht.

5.2. Notwendigkeit eines gesonderten Bewertungsbogens

Für die Beurteilung der praktischen Einsätze der Pflegeschüler, hat die APM einen eigenen Beurteilungsbogen entwickelt (siehe Anhang A). Dieser Beurteilungsbogen ist so aufgebaut, dass er über die ganze Ausbildungsdauer für alle zu absolvierenden praktischen Einsatze genutzt werden kann. Nach den ersten pädiatrischen Einsätzen in Kindergärten wurde schnell deutlich, dass dieser Beurteilungsbogen nicht gut anwendbar ist, wenn ein Schüler seinen Pädiatrie Einsatz nicht im Klinikbereich absolviert. Teilweise sind Schüler ohne eine Beurteilung aus den Kindertagesstätten zurück an die Schule gekommen. Die Mitarbeiter der Kindergärten waren in den meisten Fällen überfordert in der Anwendung des Beurteilungsbogens aus Anhang A. Diese Überforderung hatte zur Folge, dass wir als Pädagogen Team der APM Heinsberg einen separaten Beurteilungsbogen für den Einsatz an einer Kindertagesstätte entworfen haben (Anhang B). Besonders die Kriterien der Pflege fielen aus dem Bogen heraus, da die Anteile von pflegerischen Tätigkeiten in den Kindertagesstätten sehr gering sind. Ein größerer Fokus wurde dafür auf den pädagogischen Aspekt in der Arbeit mit Kleinkindern gelegt. Dieser speziell entwickelte Beurteilungsbogen (Anhang B) ist seit Anfang 2022 im Einsatz. Erste Rückmeldungen aus den Kindertagesstätten fallen bis jetzt sehr positiv aus.

6. Fazit

Eingangs formulierte ich folgende Hypothese:

> *„Das absolvieren der Ausbildung zur Pflegefachfrau bzw. zum Pflegefachmann im ländlichen Raum, hat für einen Großteil der Auszubildenden den Nachteil, dass ein späteres Tätigkeitsfeld im Bereich der Kinderkrankenpflege eher unwahrscheinlich sein wird."*

Nachdem ich nun den Kreis Heinsberg vorstellte, inklusive der Möglichkeiten im Kreis Heinsberg und Umgebung sowohl den theoretischen als auch praktischen Teil der Ausbildung zur Pflegefachfrau bzw. zum Pflegefachmann zu absolvieren und welche möglichen Konstellationen sich aus den gesetzlichen Vorgaben heraus ergeben könnten, kann abschließend die formulierte Hypothese durchaus bestätigt werden. Unter Punkt 4.4. fasste ich die drei von mir beschriebenen Beispielszenarien zusammen. Ein Schüler der seine pflegerische Ausbildung an der APM Heinsberg absolviert, kann nur unter Szenario 1 oder Szenario 2 fallen, denn wie bereits erwähnt, kooperiert die APM Heinsberg als ehemalige Fachschule für Altenpflege nur mit Einrichtungen der Langzeitpflege als Ausbildungsträger. Das bedeutet also, ein Schüler der seine Ausbildung in der ländlichen Region Heinsberg absolviert, wird maximal 200 Stunden praktische Erfahrung, an der APM Heinsberg sogar nur 80 Stunden, auf einer pädiatrischen Station sammeln können.

Bewirbt sich nun eine Pflegefachkraft, nach absolvieren der generalistischen Pflegeausbildung, auf eine ausgeschriebene Stelle im Bereich der Pädiatrie, so wird eine Chancengleichheit nicht vorhanden sein. Ein potenzieller Arbeitgeber kennt natürlich die gesetzlichen Rahmenbedingungen und weiß auch, dass eine Pflegefachfrau bzw. ein Pflegefachmann mit dem Schwerpunkt der ambulanten oder stationären Langzeitpflege wenig bis keine Erfahrung in der Versorgung von schwerstkranken Kindern haben wird. Bewirbt sich auf die gleiche Stelle eine Pflegefachfrau oder Pflegefachmann, mit dem Schwerpunkt der pädiatrischen Versorgung, wird dieser Bewerber mit hoher Wahrscheinlichkeit bevorzugt.

Ein Punkt der Argumentation für die generalistische Pflegeausbildung ist die Tatsache, dass durch die Neugestaltung der Pflegeberufe dem Fachkräftemangel durch eine Steigerung der Attraktivität des Berufes entgegengewirkt werden soll (Diakonie Berlin-Brandenburg-schlesische Oberlausitz, 2016). Unter den, in dieser Seminararbeit genannten Aspekten muss ich dieser Steigerung der Attraktivität widersprechen. Möchte ein Berufsinteressierter sich wirklich alle beruflichen Chancen nach der Ausbildung offenhalten, so wird er gezwungen sein seinen Wohnort dorthin zu verlegen, wo er auch die Möglichkeit hat alle pflegerelevanten Versorgungsbereiche kennen zu lernen.

Die neue Ausbildung zur Pflegefachfrau bzw. zum Pflegefachmann wird seit 2020 umgesetzt, daher gibt es noch keine Absolventen dieser Ausbildungsform. Ab 2023 werden immer mehr generalistisch ausgebildete Pflegefachkräfte auf den Arbeitsmarkt kommen. Die Erkenntnisse dieser Seminararbeit könnten dann als interessante Ausgangslage für ein größeres Forschungsprojekt zu diesem Thema dienen. Besonders die empfundene Chancengleichheit von Absolventen aus städtischen und ländlichen Regionen würde mir da als Schwerpunkt in den Sinn kommen.

III Literaturverzeichnis

AKH Viersen (2022). https://www.akh-viersen.de/kinderkrankenhaus-st-nikolaus/

APM-Deutschland (n.d.). https://apm-deutschland.de/ausbildung

APM-Deutschland (n.d.). https://apm-deutschland.de/pflegeausbildung-nordrhein-westfa-len?location=12

AGP-Viersen (n.d.). https://www.agp-viersen.de/bewerbung-pflegeberufe.html

BMFSFJ (14.07.2020). Gesetz zur Reform der Pflegeberufe https://www.bmfsfj.de/bmfsfj/sevice/gesetze/gesetz-zur-reform-der-pflegeberufe-pflegeberufereformgesetz--119230

BMFSFJ (n.d.). https://www.pflegeausbildung.net/no_cache/alles-zur-ausbildung/ueber-sicht-pflegeschulen.html?tx_bafzaaltenpflegeschulen_demap%5Bac-tion%5D=list&tx_bafzaaltenpflegeschulen_demap%5Bcontroller%5D=Altenpflege-schule&cHash=405bbfae12d6482df387d2dfc08c8475

Citypopulation (31.12.2021). http://www.citypopulation.de/de/germany/badenwurttem-berg/08226__rhein_neckar_kreis/

Das ips (n.d.). https://das-ips.de/pflegeberufergesetz-pflbg/

Diakonie Berlin-Brandenburg-schlesische Oberlausitz (20.06.2016). https://www.diakonie-portal.de/meldung/20-gruende-fuer-die-generalistische-pflegeausbildung

Franziskusheim GK (2022). https://www.franziskusheim-geilenkirchen.de/#xl_im-alter-fuer-sie-da

HJK-Erkelenz (2022 A). https://krankenpflegeschule.hjk-erkelenz.de/

HJK-Erkelenz (2022 B). https://www.hjk-erkelenz.de/Kliniken-Kompetenzzentren/Kliniken-des-HJK/Frauenheilkunde

HJK-Erkelenz (2022 C). https://www.hjk-erkelenz.de/Haus-und-Unternehmen/Einrich-tung/Stiftung

HJK-Erkelenz (2022 D). https://pflegezentrum.hjk-erkelenz.de/

HJK-Erkelenz (2022 E). https://altenheim.hjk-erkelenz.de/

HJK-Erkelenz (2022 F). https://www.hospiz-erkelenz.de/

KBS-MG (n.d.). https://www.kbs-mg.de/de/PflegefachfrauPflegefachmann.htm

Kinderhaus Viersen (2022). https://www.kinderhaus-viersen.de/

Klinikum Uni Heidelberg (2022). https://www.klinikum.uni-heidelberg.de/zentrum-fuer-kinder-und-jugendmedizin

Krankenhaus Heinsberg (n.d.). https://www.krankenhaus-heinsberg.com/rund-ums-baby/

Krankenhaus Geilenkirchen (2022). https://www.krankenhaus-geilenkirchen.de/

Kreis Heinsberg (2020 A). https://www.kreis-heinsberg.de/kreisportrait/

Kreis Heinsberg (2020 B). https://www.kreis-heinsberg.de/kreisportrait/statistisches/

Kreis Heinsberg (2020 C). https://www.kreis-heinsberg.de/kreisportrait/staedte-und-gemeinden/

MaxQ (n.d.). https://www.maxq.net/hueckelhoven/

PflBG & PflAPrV (22.01.2022). Pflegeberufegesetz vom 17. Juli 2017 (BGBl. I S. 2581), das zuletzt durch Artikel 9a des Gesetzes vom 11. Juli 2021 (BGB. I S. 2754) geändert worden ist.

Pflegeschule VfA (n.d. A). https://www.pflegeschule-vfa.de/kontakt/

Pflegeschule VfA (n.d. B). https://www.pflegeschule-vfa.de/ausbildung-pflegefachfrau-pflegefachmann/

SK-MG (n.d.). https://www.sk-mg.de/de/Stationen.htm

SNG-MG (n.d. A). https://sgn-mg.de/de/Kontaktdaten.htm

SNG-MG (n.d. B). https://sgn-mg.de/de/Die-neue-Pflegeausbildung-in-Fragen-und-Antworten.htm

Triangel Geilenkirchen (n.d.). https://www.lebenshilfe-heinsberg.de/kinder/kindertagesstaetten-familienzentrum/familienzentrum-geilenkirchen/

TÜV-NORD (n.d.). https://www.tuev-nord.de/de/weiterbildung/seminare/ausbildung-zur-zum-pflegefachfrau-pflegefachmann-b/

UKAachen (n.d.). https://www.ukaachen.de/kliniken-institute/

IV Anhang

Anhang A

Beurteilungsbogen für die Einsätze der praktischen Ausbildung

Name Auszubildende/-r:	Name Praxisanleitung:
Kurs:	**Ausbildungsjahr:** ☐ 1. AJ ☐ 2. AJ ☐ 3. AJ
Einrichtung:	**Station/Wohnbereich/Fachrichtung:**

☐ Orientierungseinsatz ☐ Pflichteinsatz Pädiatrische Versorgung

☐ Pflichteinsatz Stationäre Akutpflege ☐ Pflichteinsatz Psychiatrische Versorgung

☐ Pflichteinsatz Stationäre Langzeitpflege ☐ Vertiefungseinsatz

☐ Pflichteinsatz Ambulante Pflege

Fachliche und methodische Kompetenzen

I. Pflegeprozesse und Pflegediagnostik in akuten und dauerhaften Pflegesituationen verantwortlich planen, organisieren, gestalten, durchführen, steuern und evaluieren.

		1	2	3	4	5	6	Keine Bewertung
1. AJ	Die/Der Auszubildende kann Maßnahmen aus einer bestehenden Pflegeplanung am zu pflegenden Menschen umsetzen und pflegefachlich begründen.	☐	☐	☐	☐	☐	☐	☐
1. AJ	Die/Der Auszubildende führt grundpflegerische Tätigkeiten und prophylaktische Maßnahmen am zu pflegenden Menschen durch und kann diese evaluieren.	☐	☐	☐	☐	☐	☐	☐
2. AJ	Die/Der Auszubildende kann eine bestehende Pflegeplanung differenziert einem zu pflegenden Menschen zuordnen und diesen anhand der Pflegeplanung betreuen. Sie/er ist in der Lage, sich selbst und ihr/sein Handeln zu reflektieren.	☐	☐	☐	☐	☐	☐	☐

3. AJ	Die/Der Auszubildende ist in der Lage, selbstständig eine Pflegeplanung für einen zu pflegenden Menschen zu erstellen, diesen anhand dessen zu pflegen und anschließend sein Handeln zu reflektieren. Sie/er kann die Pflegeplanung pflegefachlich begründen.	1	2	3	4	5	6	Keine Bewertung
		☐	☐	☐	☐	☐	☐	☐

II. Kommunikation und Beratung personen- und situationsorientiert gestalten.

1.-3. AJ	Die/Der Auszubildende gestaltet die Kommunikation und Interaktion mit Menschen aller Altersstufen und ihren Bezugspersonen personen- und situationsbezogen. Dabei werden angemessene Informationen für Menschen aller Altersstufen sichergestellt und diese verantwortungsbewusst weitergegeben.	1	2	3	4	5	6	Keine Bewertung
		☐	☐	☐	☐	☐	☐	☐
1.-3. AJ	Die/Der Auszubildende handelt ethisch reflektiert.	1	2	3	4	5	6	Keine Bewertung
		☐	☐	☐	☐	☐	☐	☐
2.-3. AJ	Die/Der Auszubildende kann Schulungen und Beratungen bei Menschen aller Altersstufen verantwortlich organisieren, gestalten, steuern und evaluieren (bewerten).	1	2	3	4	5	6	Keine Bewertung
		☐	☐	☐	☐	☐	☐	☐

III. Intra- und interprofessionelles Handeln in unterschiedlichen systemischen Kontexten verantwortlich gestalten und mitgestalten.

1.-3. AJ	Die/Der Auszubildende wirkt in interdisziplinären Teams an der Versorgung und Behandlung von Menschen aller Altersstufen mit und sichert die mündliche und schriftliche Kommunikation.	1	2	3	4	5	6	Keine Bewertung
		☐	☐	☐	☐	☐	☐	☐
1.-3. AJ	Die/Der Auszubildende übernimmt Verantwortung in der Organisation des Pflegeteams entsprechend ihres/seines pflegerischen Ausbildungsstandes.	1	2	3	4	5	6	Keine Bewertung
		☐	☐	☐	☐	☐	☐	☐
3. AJ		1	2	3	4	5	6	Keine Bewertung

	Die/Der Auszubildende führt ärztliche Anordnungen zur pflegerischen Versorgung (Behandlungspflege) eigenständig durch.	☐	☐	☐	☐	☐	☐	☐

IV. Das eigene Handeln auf Grundlage von Gesetzen, Verordnungen und ethischen Leitlinien reflektieren und begründen.

		1	2	3	4	5	6	Keine Bewertung
1.-3. AJ	Die/Der Auszubildende hält sich an Qualitätssicherungsvorgaben und Expertenstandards in den verschiedenen Einsatzbereichen.	☐	☐	☐	☐	☐	☐	☐
1.-3. AJ	Die/Der Auszubildende hält (hauseigene) Vorgaben in den verschiedenen Einsatzbereichen ein und berücksichtigt ökologische und ökonomische Prinzipien.	☐	☐	☐	☐	☐	☐	☐

V. Das eigene Handeln auf der Grundlage von wissenschaftlichen Erkenntnissen und berufsethischen Werthaltungen und Einstellungen reflektieren und begründen.

		1	2	3	4	5	6	Keine Bewertung
1.-3. AJ	Die/Der Auszubildende wendet in ihrem/seinem Pflegehandeln die aktuellen wissenschaftlichen Erkenntnisse, insbesondere an pflegewissenschaftlichen Forschungsergebnissen, Theorien und Modellen, an.	☐	☐	☐	☐	☐	☐	☐
1.-3. AJ	Die/Der Auszubildende übernimmt Verantwortung für die Entwicklung der eigenen Persönlichkeit (lebenslanges Lernen) sowie für das berufliche Selbstverständnis.	☐	☐	☐	☐	☐	☐	☐

Personale und soziale Kompetenzen								
1.-3. AJ	Die/der Auszubildende ist pünktlich.	1	2	3	4	5	6	Keine Be-wertung
		☐	☐	☐	☐	☐	☐	☐
1.-3. AJ	Die/der Auszubildende ist kritikfähig.	1	2	3	4	5	6	Keine Be-wertung
		☐	☐	☐	☐	☐	☐	☐
1.-3. AJ	Die/Der Auszubildende integriert sich in Team und kommuniziert angemessen.	1	2	3	4	5	6	Keine Be-wertung
		☐	☐	☐	☐	☐	☐	☐
1.-3. AJ	Die/Der Auszubildende ist flexibel.	1	2	3	4	5	6	Keine Be-wertung
		☐	☐	☐	☐	☐	☐	☐
1.-3. AJ	Die/der Auszubildende ist zuverlässig.	1	2	3	4	5	6	Keine Be-wertung
		☐	☐	☐	☐	☐	☐	☐

Bemerkungen:

_____

_____

_____

_____

_____

_____

_____

_____

_____

_____

_____

_____

Gesamtnote:

_____ (gebildet aus dem arithmetischen Mittel der Einzelnoten)

Praxisanleitung:	Auszubildende/-r
Datum, Unterschrift, Stempel	Datum & Unterschrift

Definition der Noten nach § 17 PflAPrV

Note 1 (sehr gut)   Eine Leistung, die den Anforderungen in besonderem Maße entspricht

Note 2 (gut)   Eine Leistung, die den Anforderungen voll entspricht

Note 3 (befriedigend)   Eine Leistung, die im Allgemeinen den Anforderungen entspricht

Note 4 (ausreichend)   Eine Leistung, die zwar Mängel aufweist, aber im Ganzen den Anforderungen noch entspricht.

Note 5 (mangelhaft)   Eine Leistung, die den Anforderungen nicht entspricht, jedoch erkennen lässt, dass die notwendigen Grundkenntnisse vorhanden sind und die Mängel in absehbarer Zeit behoben werden können.

Note 6 (ungenügend)   Eine Leistung, die den Anforderungen nicht entspricht, und selbst die Grundkenntnisse so lückenhaft sind, dass Mängel in absehbarer Zeit nicht behoben werden können.

Anhang B

Beurteilungsbogen für den pädiatrischen Einsatz der Ausbildung

Name Auszubildende/-r:	Name verantwortliche/r Erzieher/in:
Kurs:	**Ausbildungsjahr:** ☐ 1. AJ ☐ 2. AJ
Einrichtung:	**Gruppe des integrativen Kindergartens:**

☐ Pflichteinsatz Pädiatrische Versorgung

Fachliche und methodische Kompetenzen

I. Pflegeprozesse und Pflegediagnostik in akuten und dauerhaften Pflegesituationen verantwortlich planen, organisieren, gestalten, durchführen, steuern und evaluieren.

	1	2	3	4	5	6	Keine Bewertung
Die/Der Auszubildende kann den allgemeinen pädagogischen Entwicklungsbogen der Einrichtung erklären.	☐	☐	☐	☐	☐	☐	☐
Die/Der Auszubildende kann alle typischen Gründe und Ursachen für den Besuch eines Kindes in einem integrativen Kindergarten benennen.	☐	☐	☐	☐	☐	☐	☐
Die/Der Auszubildende kann den individuellen Förderplan eines Kindes erläutern.	☐	☐	☐	☐	☐	☐	☐

II. Kommunikation und Beratung personen- und situationsorientiert gestalten.

	1	2	3	4	5	6	Keine Bewertung
Die/Der Auszubildende gestaltet die verbale Kommunikation und Interaktion mit den Kindern und ihren Bezugspersonen personen- und situationsgerecht.	☐	☐	☐	☐	☐	☐	☐
Die/Der Auszubildende gestaltet die non-verbale Kommunikation und Interaktion mit den Kindern und ihren Bezugspersonen personen- und situationsgerecht.	☐	☐	☐	☐	☐	☐	☐

Die/Der Auszubildende handelt ethisch reflektiert.	1	2	3	4	5	6	Keine Bewertung
	☐	☐	☐	☐	☐	☐	☐

III. Intra- und interprofessionelles Handeln in unterschiedlichen systemischen Kontexten verantwortlich gestalten und mitgestalten.

Die/Der Auszubildende wirkt in interdisziplinären Teams an der Versorgung und Betreuung von Kindern eines integrativen Kindergartens mit und sichert die mündliche und schriftliche Kommunikation.	1	2	3	4	5	6	Keine Bewertung
	☐	☐	☐	☐	☐	☐	☐

Die/Der Auszubildende übernimmt Verantwortung in der Organisation der Tagesstruktur des jeweiligen Einsatzbereiches.	1	2	3	4	5	6	Keine Bewertung
	☐	☐	☐	☐	☐	☐	☐

IV. Das eigene Handeln auf Grundlage von Gesetzen, Verordnungen und ethischen Leitlinien reflektieren und begründen.

Die/Der Auszubildende kennt die hausinternen Regelungen des Einsatzbereiches.	1	2	3	4	5	6	Keine Bewertung
	☐	☐	☐	☐	☐	☐	☐

Die/Der Auszubildende hält sich an die hausinternen Regelungen des jeweiligen Einsatzbereiches.	1	2	3	4	5	6	Keine Bewertung
	☐	☐	☐	☐	☐	☐	☐

V. Das eigene Handeln auf der Grundlage von wissenschaftlichen Erkenntnissen und berufsethischen Werthaltungen und Einstellungen reflektieren und begründen.

Die/Der Auszubildende übernimmt Verantwortung für die eigene Persönlichkeitsentwicklung.	1	2	3	4	5	6	Keine Bewertung
	☐	☐	☐	☐	☐	☐	☐

Die/Der Auszubildende erkennt die gemeinsamen Schnittpunkte zwischen einem pädagogischen Förderplan und einer Pflegeplanung.	1	2	3	4	5	6	Keine Bewertung
	☐	☐	☐	☐	☐	☐	☐

Personale und soziale Kompetenzen							
	1	2	3	4	5	6	Keine Bewertung
Die/der Auszubildende ist pünktlich.	☐	☐	☐	☐	☐	☐	☐
	1	2	3	4	5	6	Keine Bewertung
Die/der Auszubildende ist kritikfähig.	☐	☐	☐	☐	☐	☐	☐
Die/Der Auszubildende integriert sich in Team und kommuniziert angemessen.	1	2	3	4	5	6	Keine Bewertung
	☐	☐	☐	☐	☐	☐	☐
	1	2	3	4	5	6	Keine Bewertung
Die/Der Auszubildende ist flexibel.	☐	☐	☐	☐	☐	☐	☐
	1	2	3	4	5	6	Keine Bewertung
Die/der Auszubildende ist zuverlässig.	☐	☐	☐	☐	☐	☐	☐

Bemerkungen zur Teilnahme am Gruppenprojekt:

_____

_____

_____

_____

_____

_____

_____

_____

_____

_____

Gesamtnote:

_____ (gebildet aus dem arithmetischen Mittel der Einzelnoten)

Verantwortliche/r Erzieher/in:	Auszubildende/-r
Datum, Unterschrift, Stempel	Datum & Unterschrift

Definition der Noten nach § 17 PflAPrV

Note 1 (sehr gut)   Eine Leistung, die den Anforderungen in besonderem Maße entspricht

Note 2 (gut)   Eine Leistung, die den Anforderungen voll entspricht

Note 3 (befriedigend)   Eine Leistung, die im Allgemeinen den Anforderungen entspricht

Note 4 (ausreichend)   Eine Leistung, die zwar Mängel aufweist, aber im Ganzen den Anforderungen noch entspricht.

Note 5 (mangelhaft)   Eine Leistung, die den Anforderungen nicht entspricht, jedoch erkennen lässt, dass die notwendigen Grundkenntnisse vorhanden sind und die Mängel in absehbarer Zeit behoben werden können.

Note 6 (ungenügend)   Eine Leistung, die den Anforderungen nicht entspricht, und selbst die Grundkenntnisse so lückenhaft sind, dass Mängel in absehbarer Zeit nicht behoben werden können.

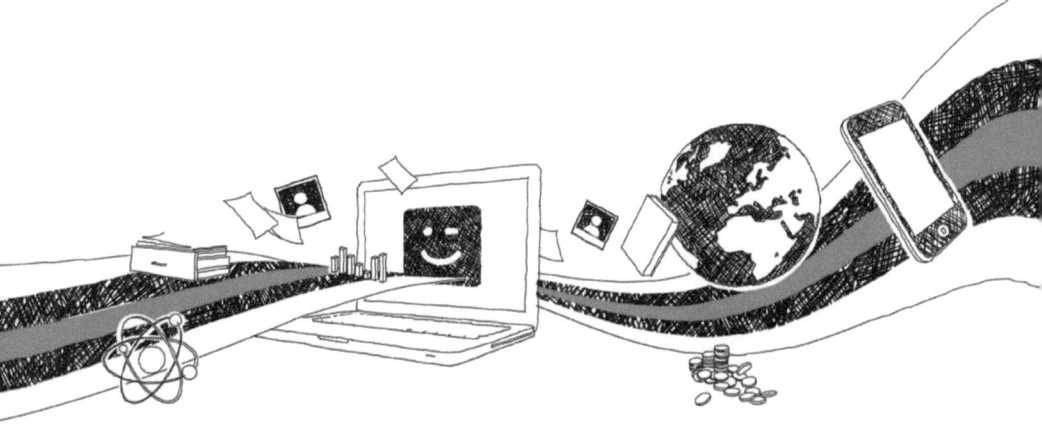
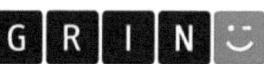